DU
TRAITEMENT DE L'ANUS CŒCAL

PAR

L'EXCLUSION UNILATÉRALE DES COLONS
SUIVIE D'ILÉO-SIGMOÏDOSTOMIE

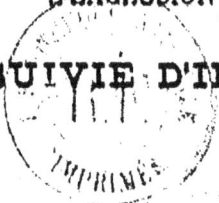

PAR

Michel DOUFFIAGUES

DOCTEUR EN MÉDECINE

ANCIEN INTERNE A L'HOPITAL CIVIL D'ORAN

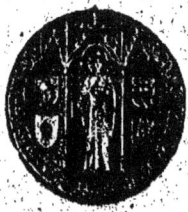

MONTPELLIER
IMPRIMERIE GUSTAVE FIRMIN, MONTANE ET SICARDI
Rue Ferdinand-Fabre et Quai du Verdanson
1906

DU

RAITEMENT DE L'ANUS CŒCAL

PAR

L'EXCLUSION UNILATÉRALE DES COLONS

SUIVIE D'ILÉO-SIGMOÏDOSTOMIE

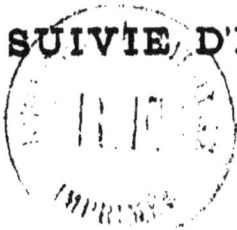

PAR

Michel DOUFFIAGUES

DOCTEUR EN MÉDECINE

ANCIEN INTERNE A L'HOPITAL CIVIL D'ORAN

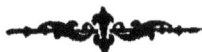

MONTPELLIER

IMPRIMERIE Gustave FIRMIN, MONTANE et SICARDI

Rue Ferdinand-Fabre et Quai du Verdanson

—

1906

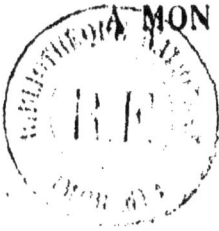

A MON PÈRE, A MA MÈRE

Témoignage de sincère affection et de
profonde reconnaissance.

A MES PARENTS

A LA MÉMOIRE DE MON EXCELLENT AMI
LE DOCTEUR A. ARTUS

A MES AMIS

M. DOUFFIAGUES.

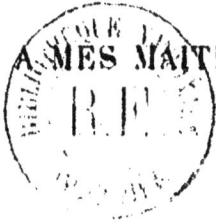

A MES MAITRES DE LA FACULTÉ

A MES MAITRES
DE L'HOPITAL CIVIL D'ORAN

M. DOUFFIAGUES,

INTRODUCTION

Dans le service de notre maître M. le professeur Forgue, nous avons eu l'occasion d'observer un malade sur lequel, dans l'espace de dix mois environ, à la suite de phénomènes répétés d'occlusion intestinale, on fut obligé de pratiquer diverses opérations telles qu'appendicectomie, anus sur le cœcum, fermeture de l'anus avec résection du cœcum correspondant, réouverture de l'anus.

Malgré ces interventions, les phénomènes d'occlusion se répétant, on pratiqua une laparotomie médiane exploratrice, qui ne donna aucun renseignement sur la nature et surtout la situation de l'obstacle amenant ces phénomènes d'occlusion.

M. le professeur Forgue, dans la même séance, en présence de ces résultats négatifs, décida de pratiquer une iléo-sigmoïdostomie avec exclusion unilatérale des côlons. Les résultats furent excellents.

Frappé par l'efficacité du procédé, il nous a paru intéressant, à l'occasion de cette observation, de nous demander si l'iléo-sigmoïdostomie avec exclusion unilatérale des côlons ne pourrait pas constituer la méthode de choix dans la cure de l'anus cœcal, pratiqué dans les cas où l'obstacle, cause de l'occlusion, a pu être méconnu, ou quand on n'a pu l'enlever. Ce sont d'ailleurs ces deux cas seulement que nous nous proposons d'envisager dans le cours de ce modeste travail.

Dans un premier chapitre, nous passerons en revue les divers agents qui donnent lieu le plus souvent à des phénomènes d'occlusion et nécessitent l'établissement d'un anus cœcal.

En second lieu, nous étudierons le fonctionnement de cet anus, ses inconvénients, ses dangers.

Envisageant ensuite dans le traitement de cet anus, ses indications et les différents moyens employés à le réaliser, nous analyserons la valeur de ces derniers en comparant les résultats obtenus ; cela nous permettra alors de conclure.

Avant d'entrer dans le développement du sujet, nous nous faisons un devoir de remercier nos maîtres de la Faculté pour tous les conseils qu'ils ont bien voulu nous donner.

M. le professeur Forgue nous fait le grand honneur de présider cette thèse. Nous lui adressons l'hommage de notre profonde gratitude.

Nous remercions M. le professeur agrégé Soubeyran de la bienveillante attention qu'il nous a toujours témoignée.

Notre ami le docteur Riche, chef de clinique chirurgicale, a bien voulu nous guider dans ce modeste travail ; nous ne saurions oublier l'empressement qu'il a mis à nous être agréable.

Nous eûmes enfin le plaisir de rencontrer pendant notre stage à l'hôpital d'Oran et les cinq années passées à Montpellier des amis sincères et dévoués ; le souvenir des heures passées ensemble, vivant des mêmes joies et des mêmes peines, ne nous quittera pas.

DU
TRAITEMENT DE L'ANUS CŒCAL

PAR

L'EXCLUSION UNILATÉRALE DES COLONS

SUIVIE D'ILÉO-SIGMOÏDOSTOMIE

OBSERVATION INÉDITE

Recueillie dans le service de M. le professeur Forgue, due à l'obligeance
de M. le Dr Riche, chef de clinique
Occlusion intestinale consécutive à une intervention pour appendicite à froid.
— Anus l'iaque droit. — Volumineux prolapsus de l'intestin au niveau de
l'anus. — Fermeture de celui-ci. — Réapparition des accidents d'obstruction.
— Réouverture de l'anus. — Quelque temps après, iléosigmoïdostomie
avec exclusion unilatérale des côlons. — Fermeture définitive de l'anus. —
Guérison après six interventions.

Louis C..., 40 ans, cultivateur, habitant Montpellier, entre
en juin 1905 dans le service de M. le professeur Forgue pour
une affection abdominale se caractérisant par des phénomènes dyspeptiques, de la tendance au ballonnement, et quelques
phénomènes douloureux prédominant à droite dans la fosse
iliaque. Le début de cette affection remonte à un an ; il n'y a
pas eu de crises douloureuses ; pas d'entérocolite ; pas de si-
gnes d'obstruction. A l'examen, seule la fosse iliaque droite
est un peu douloureuse ; nulle part on ne sent de tumeur.

On diagnostique une appendicite chronique d'emblée, et le

28 juin, M. le Professeur Forgue pratique l'appendicectomie.

L'appendice enlevé paraît sain, macroscopiquement. Mais au cours de l'intervention, nous sommes frappé par un aspect spécial du cœcum, dont le fond, un peu abaissé, présente un aspect gris blanchâtre ; au toucher, cet organe a perdu sa souplesse normale ; il est parcheminé : il y a eu certainement de la typhlite ancienne.

Aucun incident. Le malade a des suites opératoires excellentes, et il quitte l'hôpital fin juillet ; la plaie est entièrement cicatrisée.

Il rentre le 9 août avec des accidents d'obstruction : vomissements constants, ballonnement du ventre, qui est assez fortement tendu, prostration assez marquée. Le ballonnement est généralisé, mais surtout marqué dans les flancs, et plus particulièrement à droite, où le cadre colique est sensible à la percussion. Le toucher rectal ne donne rien. On diagnostique une occlusion portant sur le gros intestin, probablement par bride de néoformation. Après une tentative de traitement médical, qui ne fut pas suivie de succès, comme l'état général du malade contre-indiquait une intervention plus active, on pratique un anus d'urgence sur le cœcum.

Le malade évacue aussitôt par son anus une grande quantité de matières liquides, jaune clair, d'odeur très fétide. Quelques jours après, il peut commencer à s'alimenter, et son état général se remonte très rapidement. L'anus fonctionne très bien, mais nous voyons bientôt se produire progressivement une éversion assez considérable de l'intestin au niveau de son orifice.

Le prolapsus forme une masse du volume du poing, d'une surface rouge vif, irrégulièrement lobée, surtout dans sa partie externe. Cette masse est, par moments, le siège de contractions péristaltiques visibles, au moment desquelles les sillons qui séparent les lobulations s'accentuent très nettement.

La détermination de la situation des deux bouts n'est pas ici malaisée ; en effet, grâce à cette évagination extrême de la muqueuse des deux bouts, le bout inférieur ne reçoit plus de matières intestinales, ayant été complètement refoulé au dehors, et séparé du bout supérieur par une bande muqueuse d'à peu près un travers de doigt. Ce bout efférent se trouve sur la partie externe du prolapsus. Il a la forme d'un grand pli semi-lunaire, au fond duquel il faut que le doigt s'introduise pour reconnaître la continuité de l'anse efférente, anse de gros calibre. Pas de valvules conniventes. L'orifice afférent, circulaire, est un peu en retrait ; il est bordé par un petit bourrelet saillant, qui offre quelques plis radiés, et donne issue à des matières bilieuses. L'index a de la peine à s'y introduire : il est serré par des fibres circulaires, que l'on force cependant facilement. En poussant plus profondément le doigt, on arrive à sentir assez vaguement les valvules conniventes.

Tout à fait en dedans, on constate une petite dépression, entourée de plis saillants de la muqueuse, qui paraît correspondre à la face interne du moignon appendiculaire.

Les tentatives de réduction du prolapsus déterminent un gargouillement, qui indique la présence d'anses grêles dans le sac formé par la paroi cœcale éversée.

Le 15 décembre 1905, M. le professeur Forgue se décide à essayer de fermer l'anus, l'état général du malade étant devenu très satisfaisant. Suivant la technique qu'il a réglée, après réduction du prolapsus, l'orifice de l'anus est hermétiquement fermé par un surjet à la soie, afin d'éviter toute contamination. Il est ensuite circonscrit par une incision ovalaire qui intéresse successivement toutes les couches de la paroi. La portion de cœcum correspondant à l'anus est réséquée entre deux pinces et suturée ensuite à triple étage.

Cela fait, un examen de la cavité abdominale montre quelques brides épiploïques faiblement tendues qui vont vers la fosse iliaque gauche, en croisant la direction de l'anse sigmoïde. On les détruit avec soin.

La paroi est ensuite suturée à trois étages, comme d'habitude.

Les résultats de cette troisième intervention ne furent pas bons, car dès le lendemain les accidents d'obstruction reparaissent, deviennent menaçants, et on est obligé d'intervenir à nouveau sur le cœcum. On le fixe à la paroi par quelques fils de soie et on y introduit un tube en verre de 12 millimètres de diamètre, auquel est adapté un tube de caoutchouc destiné à conduire les matières, à travers le pansement, dans un récipient placé près du lit.

Le lendemain, au cours de mouvements brusques, le tube de verre sort du cœcum. L'anus continue à fonctionner, sans incident, et on se décide à laisser reprendre des forces au malade, en vue d'une intervention définitive.

Deux mois après, le 16 février 1900, l'état général est redevenu excellent. M. le professeur Forgue pratique la laparotomie médiane, et, en présence de l'impossibilité absolue de trouver l'obstacle, se met en mesure de faire l'exclusion du gros intestin. L'anse terminale de l'iléon est sectionnée à quelques centimètres du cœcum, et ses deux bouts soigneusement suturés. Après quoi, le bout supérieur de l'anse grêle est amené au voisinage de l'anse sigmoïde, et y est abouché par anastomose latérale, au moyen d'un triple étage de sutures. Il a donc été pratiqué une iléo-sigmoïdostomie avec exclusion unilatérale de la partie terminale de l'iléon, du cœcum, des côlons ascendant, transverse et descendant, et de la partie supérieure de l'anse sigmoïde.

Le malade supporte très bien cette cinquième intervention. Il est constipé pendant quelques jours, après quoi il va régulièrement à la selle, deux ou trois fois par jour. L'anus a

donné les premiers jours un léger écoulement de matières filantes, d'aspect et d'odeur fécaloïde. *Après une semaine, il ne
donnait plus qu'un peu de mucus.* A aucun moment, il n'a été
observé de reflux des matières.

Un mois après, en mars, les fonctions digestives se sont
bien régularisées. Le malade va très régulièrement à la selle
deux fois par jour, le matin et le soir. Les selles sont molles,
mais non diarrhéiques. Son état général est excellent, il ne
souffre plus, et demande à être débarrassé définitivement de
son anus contre nature, qui ne donne d'ailleurs plus qu'un
peu de mucus.

Le 28 mars, M. le professeur Forgue procède à la fermeture définitive de l'anus, suivant sa technique habituelle.

Les suites en sont normales, excellentes, et le malade
quitte l'hôpital vers le 20 avril. A ce moment, il va très bien,
ne souffre pas, et continue à avoir régulièrement par jour
deux selles molles.

Nous l'avons revu vers le milieu de mai. Son état est toujours très satisfaisant ; les cicatrices sont parfaites, et le malade ne garde plus qu'un mauvais souvenir des six interventions qu'il a subies, et qui ont nécessité son séjour à l'hôpital de juin 1905 à avril 1906.

DANS QUELLES CONDITIONS
EST-ON AMENE A ETABLIR UN ANUS CONTRE
NATURE SUR LE COECUM ?

Depuis longtemps un différend s'est élevé entre les chirurgiens, au sujet du traitement des occlusions intestinales. Deux écoles se sont trouvées en présence : l'une préconisant l'ouverture large de l'abdomen, la recherche de l'obstacle et sa suppression immédiate ; l'autre considérant qu'il est préférable d'avoir recours à une opération moins radicale, l'anus contre nature, qui suffit, dans un grand nombre de cas, à faire cesser les phénomènes graves, et sauve le malade.

Quelles sont les occlusions intestinales dont nous voulons parler ? Et d'abord qu'est-ce que l'occlusion intestinale ? Peyrot la définit : « Un ensemble remarquable d'accidents résultant d'un obstacle mécanique quelconque au cours de matières intestinales, sous cette réserve que cet obstacle n'est pas constitué par un orifice normal ou accidentel des parois abdominales ».

Mais il y a lieu d'établir deux catégories dans les occlusions intestinales ; dans la première, qui est l'occlusion aiguë, il y a arrêt complet et définitif des gaz et des matières ; dans la seconde il y a passage possible des gaz et de quelques matières, cessant de temps en temps et se rétablissant au bout de quelques jours par une débâcle, donnant ainsi lieu à une série de crises, qui aboutissent presque fatalement, au bout d'un temps plus ou moins long, à l'occlusion définitive.

Cette seconde forme est l'occlusion chronique ; c'est celle qui nous intéressera plus particulièrement ici, car le chirurgien sera appelé à traiter dans un temps de cette chronicité même les accidents aigus qui menaceront la vie du malade ; en présence de ces accidents, l'*entérotomie* doit être préférée à la laparotomie.

Quelles sont les causes de l'occlusion intestinale ?

Peyrot les divise en quatre classes :

1° Les vices de position : invagination, volvulus, torsion, coudures ;

2° Les compressions *a*) étroites : brides, diverticules, anneaux accidentels, hernies internes ;

b) Larges : tumeurs diverses et adhérences étendues.

3° Les obturations : corps étrangers divers, polypes, masses fécales, etc. ;

4° Les rétrécissements divers : néoplasiques, cicatriciels.

Parmi toutes ces causes, quelles sont celles qui peuvent engendrer l'occlusion chronique ?

En premier lieu, vient le cancer, qui siège de préférence sur le cœcum, l'S iliaque ou le mésocôlon. Le cancer du rectum donne lieu aussi à des phénomènes d'occlusion intestinale, mais, comme il est une source d'indications thérapeutiques tout à fait spéciales et n'entrant pas dans le cadre de ce travail, nous l'éliminerons d'emblée.

L'invagination chronique est spécialement étudiée dans la thèse de Raffinesque (1878), qui en rapporte 61 cas. De nouvelles observations en furent publiées, par Boiffin en 1892 et par Köhler en 1895.

L'occlusion paralytique est une cause fréquente.

Les compressions peuvent aussi donner lieu à l'occlusion chronique ; rarement quand il s'agit de compressions étroi-

tes, car alors les accidents réflexes et le collapsus amènent
assez rapidement la mort ;

Les compressions larges par tumeur voisine de l'intestin
sont une cause beaucoup plus fréquente ;

La présence d'un calcul biliaire, d'un rétrécissement cica-
triciel de la valvule iléo-cœcale, d'un bol fécal volumineux.

A ce propos, l'observation du docteur J. Dithmar, de
Wilhemshaven (décembre 1904), mérite d'être rapportée.

Il s'agit d'une femme âgée de 24 ans, qui est prise de
malaise, de quelques douleurs sourdes dans le ventre, de
vomissements ; on trouve la moitié gauche de l'abdomen fortement soulevée et, dans l'hypocondre gauche, une tumeur
ayant presque le volume d'une tête d'enfant, mate, un peu
mobile, régulière, ferme, qui se perd en haut sous les fausses côtes et se prolonge en bas et à droite jusqu'à l'ombilic.
A quatre reprises déjà, au cours des dernières années, pa
reille tumeur avait paru, dans la même région, avec le même caractère de soudaineté apparente, et plus ou moins vite ;
elle s'était dissociée et fondue après de larges débâcles. C'é-
tait une tumeur stercorale, d'ampleur exceptionnelle ; mais,
cette fois, elle résista longtemps à toutes les médications éva-
cuatrices ; l'état général s'altéra gravement ; l'appétit était
perdu, les vomissements fréquents, les douleurs vives, l'amai-
grissement très marqué, et l'on eût volontiers soulevé telle
ou telle autre hypothèse si la netteté des crises antérieures
n'eût prévalu contre tous les doutes. Il fallut près de quatre
mois pour que le bloc fécal se laissât entamer, et alors, en
une nuit, il s'effrita et disparut.

Citons encore les occlusions dues à l'exagération de la
disposition normale de l'angle colique gauche ; c'est là peut-
être l'agent qui avait déterminé les accidents observés chez
le malade dont nous avons placé l'observation en tête de ce

travail ; il nous est donc permis de dire quelques mots sur ce dernier phénomène.

Dans la *Revue de Chirurgie* de 1896, Adenot, passant en revue les causes des occlusions intestinales post-opératoires, décrit dans un paragraphe spécial les occlusions dues à l'exagération de la disposition normale de l'angle colique souscostal gauche.

Fixé à la paroi abdominale latérale sur la dixième côte, l'angle gauche du côlon transverse, à son union avec le côlon descendant, est profondément situé dans l'hypocondre, et y est fixé le plus souvent avec solidité par un ligament, triangulaire formant éventail, composé de 3 faisceaux, un supérieur se perdant sur la fin du côlon transverse, un inférieur se perdant sur le commencement du côlon descendant, et un moyen fixant l'angle colique.

Que le côlon transverse s'abaisse, l'angle gauche du côlon formera un angle de plus en plus aigu ; ajoutons à cela que des anses intestinales grêles peuvent venir se loger dans cet angle, et on peut concevoir la formation d'une valvule plus ou moins perméable.

De même Quénu (*Bull. Soc. Chir.*, 1902) (rôle de l'angle colique dans les occlusions intestinales), nous parle de ces brides « très petites, en ficelles, barrant et sillonnant la fin du côlon transverse ».

En résumé, on aura à établir un anus contre nature dans la région cœcale dans les occlusions chroniques du gros intestin déterminant ou prêtes à déterminer des accidents d'occlusion aiguë ; nous avons vu aussi que, parmi les affections susceptibles de donner lieu à ces accidents, le cancer venait en première ligne.

Dans ce cas, dit Quénu (*Bull. Soc. Chir.*, 1904, séance du 16 novembre), « j'estime qu'il faut réduire l'intervention au minimum, en se contentant d'établir un anus cœcal. » Segond

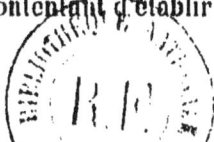

ajoute, dans la même séance : « Dans le cancer du gros
intestin, compliqué d'occlusion, c'est toujours à l'établissement d'un anus contre-nature que j'ai recours. » Ordinairement, en effet, les accidents d'occlusion datent de plusieurs
jours, l'état général est mauvais, le malade est affaibli par
des vomissements et des phénomènes réflexes graves ; de
plus, le ventre ballonné en totalité rend toute exploration
impossible ; l'anus contre-nature amenant une issue rapide
des matières sera alors aussi la seule chance de salut.

DU FONCTIONNEMENT DE L'ANUS CONTRE NATURE
CŒCAL. SES INCONVÉNIENTS, SES DANGERS

Définition. — « Ce qui caractérise l'anus contre nature et le distingue de la fistule stercorale, dit Pollosson, c'est qu'il livre passage à la totalité ou à la plus grande partie des matières, c'est qu'il joue pathologiquement le rôle physiologique dévolu à l'orifice anal. »

Anatomie pathologique. — L'orifice anormal est en général de forme arrondie et remarquable par un bourrelet plus ou moins développé, produit par la muqueuse intestinale éversée, de couleur rouge vif, d'aspect velouté, et assez facilement saignante. L'orifice s'entr'ouvre pour laisser passer les selles. Au moment où il fonctionne, il est fréquent de voir une éversion plus considérable du bourrelet muqueux, surtout si la défécation a lieu dans la position debout.

La portion intra-pariétale de l'intestin a une direction perpendiculaire ou oblique par rapport à la paroi abdominale, et, par suite, une longueur des plus variables.

Dans l'abdomen, l'intestin aboutissant à l'anus, affecte une direction assez variable. Tantôt les deux bouts d'intestin qui s'ouvrent à l'anus contre nature sont dans le prolongement l'un de l'autre, sur une ligne à peu près droite et parallèle à la paroi abdominale, tantôt ils forment un angle plus ou

moins aigu, parfois même ils peuvent être parallèles entre
eux, en canon de fusil ; c'est particulièrement le cas de l'a-
nus établi après entérectomie quand on abouche les deux
extrémités de l'intestin à la paroi, ou dans les procédés de
Maydl Reclus, de Gangolphe, de Hartmann, etc.

Il résulte de ces diverses positions que, dans le premier
cas, les matières peuvent facilement passer du bout supérieur
dans l'inférieur, tandis que, dans le second, le coude produit
par le brusque changement de direction des deux bouts éta-
blit un pli ou éperon (Desault, Dupuytren), qui s'oppose au
passage des matières du bout supérieur dans l'inférieur et
les force ainsi à passer uniquement par l'anus contre nature,
disposition avantageuse quand on veut éviter l'issue des matières par l'anus normal, mais, au contraire, très défavorable
dans les cas où l'on peut espérer la guérison spontanée. C'est
pour détruire cette barrière qu'ont été imaginés les divers
entérotomes depuis la découverte de cet instrument par Dupuytren en 1824. Plus les bouts de l'intestin aboutissant à
l'anus contre nature se rapprochent du parallélisme, plus est
grande la longueur de l'éperon.

Dans l'anus contre nature établi sur le cœcum, dépourvu
de mésentère, l'éperon sera situé très près de l'orifice anormal, ce qui n'est pas une condition favorable à la guérison.

Lorsque l'anus a fonctionné pendant plusieurs semaines,
il existe une différence frappante entre les deux bouts de
l'intestin. Le supérieur est dilaté et possède des parois notablement épaissies et friables : l'inférieur est rétracté, diminué
dans son calibre au point de laisser passer difficilement l'index. Cette diminution de calibre, quand elle dépasse certaines limites, crée une véritable complication, car elle rend
très difficile la cure radicale de l'anus contre nature.

L'épaississement des tuniques intestinales du bout supérieur est entièrement comparable à celui qui se produit au-

dessus d'un rétrécissement de l'intestin. Dupuytren croyait qu'il était dû à une hypertrophie compensatrice portant sur la musculeuse de l'intestin ; or, depuis le travail de Patel, on sait que la cause de l'épaississement des parois est imputable à l'infiltration pathologique des diverses couches celluleuses sous-muqueuses, sous-séreuses, et quelquefois aussi des couches celluleuses situées entre les faisceaux musculaires. La fibre musculaire elle-même n'est pas hypertrophiée. L'hypertrophie est donc le résultat de l'inflammation.

Cette disposition rend compte de la grande friabilité de l'intestin ; elle est de plus une contre-indication à une tentative d'anastomose faite au point où elle est constatée.

Physiologie pathologique. — Quelquefois les selles sont soumises à l'influence de la volonté, comme cela existe pour l'anus normal ; mais cas de continences cités par Hartmann et A. Guinard sont assez rares.

Si l'éperon est peu développé et qu'aucun obstacle n'existe sur le segment inférieur de l'intestin, il peut se produire, à la fois, des selles par l'anus normal et par l'autre. Dans tous les cas, le seul fait qu'il existe un anus contre-nature ne porte aucune atteinte à la santé du malade, à condition toutefois que cet anus présente les conditions énumérées plus haut.

Les selles seront demi-fluides ou fluides, et assez fréquentes.

Evolution. — La guérison de l'anus contre-nature est le résultat de l'effacement de l'éperon et de l'établissement de la sténose cicatricielle de l'orifice. Mais dans le cas qui nous occupe, l'anus contre-nature ayant été établi sur le cœcum avec un fort éperon pour obvier à une obstruction intestinale dont le siège est sur le gros intestin, n'aura aucune tendance à guérir, et le cours des matières restera dévié d'une façon définitive.

COMPLICATIONS DE L'ANUS CONTRE-NATURE

On peut les ranger sous trois chefs principaux : accidents d'ordre psychique, d'ordre infectieux et d'ordre mécanique.

I. Accidents d'ordre psychique.

La présence d'un anus contre-nature est toujours une cause d'ennui pour le sujet qui en est porteur. Le soulagement qui suit son établissement est, en général, rapidement oublié, et le malade ne tarde pas à s'inquiéter de la durée probable de son infirmité. Si, dans quelques cas, les malades prennent leur mal en patience, il en est d'autres où ils se préoccupent constamment de leur état.

L'écoulement constant des matières, l'odeur qu'elles répandent les obligent à vivre loin de leurs semblables, provoquent chez eux un grand découragement et font que leur anus anormal devient une véritable obsession. En lisant d'anciennes observations, on voit des malades se soumettre volontiers à des opérations dont on ne leur cache pas la gravité et risquer la mort plutôt que de conserver leur infirmité. Parfois le malade tombe dans une grande tristesse et s'achemine peu à peu vers la mélancolie. Chaput cite le fait de malades morts d'inanition pour avoir volontairement diminué à l'extrême la quantité de nourriture ingérée, dans l'intention de diminuer la fréquence des selles, cause de leur tourment. La suppression de l'infirmité a redonné un état mental normal à un malade de Dupuytren.

2° Accidents d'ordre infectieux.

A) *Erythèmes et ulcérations*. — Autour de l'anus contre-nature la peau est presque toujours atteinte d'érythème causé par le contact prolongé des matières intestinales. Assez souvent ces phénomènes d'irritation s'étendent suffisamment pour donner lieu à une véritable complication. Sous l'influence de la diarrhée, des soins de propreté insuffisants, et surtout des pansements humides antiseptiques, la peau située au pourtour de l'anus prend une couleur rouge vif ; son épiderme se détache par places ; de petites ulcérations se développent, puis s'élargissent peu à peu, donnant à toute la région l'aspect d'une plaie bourgeonnante et suintante. Les matières, se répandant constamment sur elle, produisent des sensations de brûlures fort pénibles pour le malade.

B) *Erysipèle*. — L'érysipèle, complication extrêmement rare aujourd'hui, était assez fréquemment observé à l'époque pré-aseptique. Il se développait à la faveur des ulcérations précédemment décrites, et, surtout, à la suite des contacts septiques.

C) *Phlegmon stercoral*. — C'est en général un accident du début de l'anus contre-nature. Il survient alors, surtout chez des individus âgés. Le lendemain ou le surlendemain de l'intervention, on voit un soulèvement de la peau de la région péri-anale ; il se développe là une tuméfaction douloureuse, parfois très volumineuse, s'étendant plus ou moins haut vers la partie antérieure et supérieure de l'abdomen, et vers les flancs.

D) *Abcès tardifs et décollements.* — D'un pronostic plus favorable que les précédents, ils se développent au pourtour des anus contre-nature établis depuis plusieurs semaines ou plusieurs mois : ce sont d'abord de petites tuméfactions rosées qui s'accompagnent d'un peu de douleur, puis s'ouvrent spontanément au niveau de la cicatrice, sur les bords de l'orifice anormal. Ils ont une certaine ressemblance avec les abcès sous-cutanéo-muqueux de la marge de l'anus. Les décollements plus ou moins étendus de la peau leur succèdent, formant des clapiers où le pus et les matières intestinales croupissent si l'on n'intervient pas en faisant de larges débridements comme dans le traitement de la fistule à l'anus.

E) *Péritonite.* — Elle peut être généralisée ou enkystée. Cette dernière existe surtout avec l'anus spontané ; mais on l'observe aussi après l'anus établi chirurgicalement. Dans la région avoisinant l'anus contre-nature, les anses intestinales sont agglutinées par des fausses membranes d'un gris jaunâtre, et, par places, le doigt qui les décolle ouvre des foyers purulents. Ces abcès péri-intestinaux, groupés presque toujours au voisinage des deux bouts de l'intestin qui se terminent à l'anus contre-nature sont souvent un obstacle insurmontable à la résection de ces bouts ; car, en dégageant ceux-ci de leurs adhérences, on crève fatalement ces abcès et on ouvre alors la porte à des produits septiques qui infectent presque sûrement la grande cavité péritonéale. C'est un point sur lequel le professeur F. Terrier attire l'attention. Il conseille, dans un cas semblable, d'abandonner la résection pour faire l'entéro-anastomose avec l'exclusion de l'anse qui s'ouvre à l'anus contre-nature.

3° ACCIDENTS D'ORDRE MÉCANIQUE.

Ces accidents comprennent : l'hypertrophie de l'éperon, l'atrophie du bout inférieur, le prolapsus de l'intestin et l'occlusion intestinale.

A) *Hypertrophie de l'éperon*. — Sous l'influence d'une inflammation chronique, les parois du bout supérieur s'hypertrophient et l'éperon subit la même transformation. Il forme, au centre de l'anus contre-nature, un bourrelet épais, charnu, remontant jusqu'à faire saillie hors de l'orifice et s'opposant absolument au passage des matières dans le bout inférieur. Parfois l'éperon, élargi et épaissi, vient faire saillie au dehors sous forme d'un champignon rougeâtre ; c'est alors plus qu'une hypertrophie simple : c'est un début de prolapsus qui commence par la sortie de l'éperon et de la paroi intestinale qui lui est attenante.

B) *Rétrécissement et atrophie des bouts intestinaux*. — Le bout inférieur de l'intestin peut, à la longue, s'oblitérer complètement par suite de l'ulcération de la muqueuse, de la compression par le bout supérieur, jointes à la disparition de la fonction. Aussi, les classiques ont-ils conseillé de faire de fréquentes irrigations dans ce bout inférieur pour retarder son atrophie.

Le rétrécissement du bout supérieur est extrêmement rare.

C) *Prolapsus de l'intestin*. — Cette complication, plus importante que les précédentes, se produisit chez le malade dont nous rapportons l'observation au début de ce travail.

La largeur de l'orifice abdominal est la cause prédisposante la plus évidente du retournement de l'intestin. Trélat l'observait rarement parce qu'il laissait un orifice petit et bien situé.

Le fait de ne pas suturer, à plusieurs plans, l'intestin à la paroi abdominale, prédispose également à l'éversion.

L'âge aussi semble avoir une influence notable.

La cause occasionnelle a pu être un excès de nourriture indigeste ou un effort ; c'est le cas le plus fréquent. L'effort agit ici de la même façon que dans les hernies étranglées.

Quoi qu'il en soit, l'éversion ordinairement précédée d'un prolapsus de la muqueuse, peut survenir peu à peu, c'est le cas le plus ordinaire, ou subitement pendant un effort quelconque ; le fait de soulever un tonneau suffit à le produire chez un malade de Desault.

L'éversion est simple ou double, suivant qu'un seul ou que les deux bouts de l'intestin font issue à travers l'anus contrenature.

L'éversion de l'intestin présente deux cylindres, tous deux situés hors de l'abdomen. La surface muqueuse du cylindre externe est tournée vers l'extérieur et présente les caractères de la muqueuse intestinale irritée et enflammée. Sa surface est rosée, rouge vif ou rouge sombre, violacée parfois et parsemée de petits kystes glandulaires quand le prolapsus est ancien. Le cylindre est adossé par son côté séreux au même côté du cylindre externe ; sa muqueuse est dirigée vers la lumière de l'intestin et se continue, d'une part, au niveau de l'orifice du prolapsus avec celle du cylindre externe, d'autre part vers la profondeur, avec celle de l'intestin resté dans l'abdomen.

Les deux surfaces séreuses adossées peuvent conserver longtemps leur propriété de glissement, l'éversion est alors réductible ; mais souvent, à la suite d'une inflammation venue de la muqueuse ou de phénomènes d'étranglement, des adhérences solides s'établissent entre les deux parois intestinales ; l'éversion est alors irréductible.

Au point où l'intestin sort de l'abdomen, existe un collier qui répond à l'orifice de l'anus contre-nature. Il est constitué, de la superficie vers la profondeur, par la ligne d'union de la muqueuse avec la peau, les muscles et aponévroses de l'abdomen et le péritoine. Ce collier, par le fait de l'inflammation chronique et de la fermeté des plans qui le limitent, est presque absolument inextensible et devient un agent d'étranglement quand le segment de l'intestin qui s'y engage prend un trop grand volume. La sténose est alors capable non seulement de s'opposer à la sortie des matières et des gaz, mais encore d'amener le sphacèle du boudin procident par suite de la stase sanguine qu'il provoque.

D) *Occlusion intestinale.* — Enfin, bien que l'anus contre-nature ait, la plupart du temps, mis fin à des phénomènes d'obstruction, ceux-ci peuvent réapparaître plus ou moins rapidement. Ils sont dus aux causes suivantes :

1° *Continuation et extension de l'affection contre laquelle l'anus a été fait ;*

2° *Eversion de l'intestin*, réductible ou irréductible ;

3° *Sténose de l'orifice*, soit qu'elle porte sur l'orifice anormal, ou sur le bout supérieur.

En résumé, par les inconvénients et les dangers qu'il présente, l'anus contre-nature définitif ne doit être aujourd'hui que la ressource suprême lorsque tout autre moyen de traitement n'est pas applicable.

TRAITEMENT

Les indications du traitement de l'anus contre-nature de la région cœcale comportent deux points essentiels :

1° Rétablir le cours des matières ;

2° Fermer l'anus.

I. — Rétablissement du cours des matières

Nous avons envisagé le cas où la résection de l'intestin est impossible, soit en raison de l'étendue trop considérable des lésions et du nombre des adhérences, soit qu'on n'ait pu diagnostiquer la cause de l'obstacle ; deux moyens s'offrent à nous pour atteindre ce but :

L'entéro-anastomose simple ;

L'entéro-anastomose avec exclusion de l'intestin.

Etudions séparément chacun de ces procédés, leurs avantages, leurs inconvénients, leurs résultats.

1° Entéro-anastomose

L'entéro-anastomose est une opération qui a pour but de mettre en communication un segment situé en amont de l'obstacle avec un segment situé en aval.

Nous devons étudier : 1° la nature de l'anastomose ;

2° Les portions de l'intestin sur lesquelles portera l'anastomose ;

3° Faire un choix parmi les différents abouchements de
l'intestin.

Il importe tout d'abord d'établir une distinction entre les
anastomoses du gros intestin avec tout autre segment de cet
organe, et celles de l'intestin grêle avec le gros intestin.

D'où : deux classes principales d'anastomoses :

A	B
Anastom. cæco-sigmoïdiennes	Anast. iléo-coliques
— côlo sigmoïdiennes	— iléo-transverses
— transverso-sigmoïdiennes	— iléo-sigmoïdiennes

Anastomoses côlo-sigmoïdiennes. — Le côlon pelvien pourrait être théoriquement anastomosé à lui-même par-dessus un
néoplasme peu étendu, si son anse est longue et bien mobile ;
ce serait certes l'anastomose idéale qui ne supprime qu'un
très court segment d'intestin.

Mais ce cas paraît théorique, puisque l'anastomose intestinale ne doit s'adresser qu'aux cas inopérables diffus dans le
bassin.

Anastomoses transverso-sigmoïdiennes. — Restent le côlon transverse, le cœcum.

Le côlon transverse peut être, dans presque tous les cas,
abouché au côlon pelvien.

Sa situation basse est fréquente. La statistique de Mau-
claire et Mouchet porte, à cet égard, sur 100 cas ; 40 fois
le côlon transverse était au-dessus de l'ombilic, 34 fois au-
dessous, 20 fois à son niveau.

Dans 60 pour 100 des cas, le côlon transverse peut donc

être amené au contact du côlon pelvien, même si celui-ci
forme une anse courte à petit méso. La longueur de l'anse
colique et de son méso permettra parfois de l'amener au
contact du côlon, si celui-ci sus-ombilical reste dans le segment supérieur de l'abdomen.

L'anastomose côlo-colique transverso-sigmoïdienne peut
donc être réalisée. Elle n'est possible que dans les néoplas-
mes iléo-pelviens qui laissent l'anse colique libre, ou sigmoï-
diens sur une anse très longue (cas de M. Terrier).

Anastomose cœco-sigmoïdienne. — L'anastomose cœco-
sigmoïdienne a, au contraire, des indications bien plus étendues. Le cœcum est à si courte distance du segment inférieur
du côlon pelvien que toujours ils sont facilement accolables.
Les positions hautes, iliaque, lombaire, sous-hépatique du
cœcum sont trop rares pour être prises en considération.
L'anastomose cœco-sigmoïdienne s'applique de plus aux néo-
plasmes coliques pelviens aussi bien qu'aux iléo-pelviens ;
point n'est besoin pour l'établir que l'anse colique ait une
grande mobilité.

M. Tuffier la déclare excellente : « L'anastomose latérale,
dit-il, est ainsi faite sur des canaux de même épaisseur, de
même volume, et destinés aux mêmes fonctions. »

Deux faits pourtant doivent être pris en considération :

1° Le voisinage immédiat de l'appendice qui force à uti-
liser, non pas le bas-fond du cœcum, mais bien sa face antérieure, et qui, par lui-même, infecté plus ou moins, peut
compromettre l'anastomose ;

2° La minceur relativement grande des parois cœcales.

Il s'ensuit des difficultés techniques pour les sutures ; les
points peuvent facilement être perforants et entraîner tous les
dangers d'une suture intestinale mal faite.

Mais surtout, cette anastomose, située non loin de l'anus

contre-nature, permettrait un reflux facile des matières à son niveau.

Aussi semble-t-il plus avantageux de remonter quelques centimètres en amont sur le tube intestinal et de pratiquer l'anastomose sur l'intestin grêle : *c'est l'iléo-sigmoïdostomie*. On comprendra aisément aussi que ce dernier procédé reste supérieur aux deux anastomoses qu'il nous reste à envisager : iléo-coliques et iléo-transverses Ces dernières répondent d'ailleurs à des sièges particuliers de l'obstacle et la bouche anastomotique demeure trop rapprochée de lui : d'où reflux probable de produits infectants dans l'anus cœcal.

Au contraire, l'iléo-sigmoïdostomie pourra être faite soit que l'agent d'occlusion siège sur le cœcum, soit qu'il siège sur le côlon ; cet abouchement, fait dans la plupart des cas loin des lésions, remédiera dans une large mesure à l'inconvénient énoncé plus haut ; il facilitera surtout le but qu'on se propose dans la cure de l'anus cœcal : diminuer le plus possible le passage des matières par l'orifice anormal.

Les avantages anatomiques de l'anastomose iléo-sigmoïdienne consistent en ce que la dernière anse iléale est toujours pelvienne, toujours en contact avec le côlon pelvien, et, de plus, largement mobilisable, et susceptible dans la plupart des cas, de lui être anastomosée.

Voici d'ailleurs ce que nous dit M. Terrier à ce sujet : (*Bulletin Soc. chirurgie* 1905. Séance du 15 novembre) : « J'ai fait le relevé des opérations d'anastomose pratiquées dans mon service pour cancer des différents segments du gros intestin. Elles sont au nombre de 11. Dans un seul cas on a fait l'abouchement du côlon transverse au rectum ; dans tous les autres, on a établi une anastomose iléo-sigmoïdienne ou iléocolique. Sur ces 11 malades, trois sont morts rapidement. L'anastomose iléo-sigmoïdienne doit être de beaucoup préférée aux autres procédés. »

M. Terrier ajoute plus loin que, lorsqu'il le peut, il fait « systématiquement l'anastomose de l'iléon et de l'anse sigmoïde ».

... « Quant à la technique, dit-il, j'emploie exactement le même *modus faciendi* que pour les anastomoses gastro-intestinales. »

On peut dire, par conséquent, avec juste raison, que l'iléo-sigmoïdostomie constitue la meilleure anastomose à conseiller dans le traitement de l'anus contre-nature cœcal ; il est d'autant plus important de bien souligner ce précepte, que cette variété d'anus, avec sa diarrhée, incessante, est le plus insupportable des anus artificiels.

Toutefois, malgré les avantages réels que présente cette anastomose, on constate qu'il s'agit non d'une guérison vraie, mais bien d'une atténuation de l'infirmité.

Anastomoser, en effet, l'intestin consiste à créer une voie de dérivation, mais on comprend facilement que des matières passeront encore par l'orifice cutané. Aussi, a-t-on songé à arrêter définitivement la circulation dans ce segment supérieur de l'anus contre-nature.

Reeves (Lancet, 1891) avait imaginé un procédé ingénieux ; dans un cas d'anus iliaque, il sectionna l'intestin grêle près de la valvule de Bauhin, ferma l'extrémité dirigée vers le cœcum et implanta l'autre dans l'S iliaque, au-dessous de l'orifice anormal ; les matières continuèrent à sortir à l'extérieur. Mais cette intervention, si elle ne donne pas de succès dans les cas d'anus iliaque, semble pouvoir être utilisée dans le cas d'anus cœcal ; on pratiquerait ainsi une exclusion unilatérale de l'intestin, avec anastomose iléo-iliaque ; les guérisons définitives de fistules pyostercorales que rapportent Delore et Patel (*Rev. chir.*, mars 1901) font penser qu'il en serait de même dans les cas d'anus contre-nature.

Ceci nous amène à étudier les différents procédés d'exclusion de l'intestin, et à essayer de démontrer s'il en est qui peuvent réaliser le résultat cherché.

2° Exclusion de l'intestin

Définition. — En France, il ressort des articles d'Hartmann Druehert, Monod et Vanverts, Ricard et Launay, que l'on réserve le terme d'exclusion à l'acte opératoire qui consiste à fermer la lumière d'une anse intestinale, de façon à la détourner du cours des matières, tout en lui conservant ses connexions mésentériques.

Historique. — Avant de trouver son application à la chirurgie, l'exclusion de l'intestin a été utilisée pendant de longues années dans les laboratoires de physiologie. Elle servait à recueillir la sécrétion de l'intestin chez les animaux. C'est Thiry qui l'employa en 1864 pour la première fois. Son exemple fut imité. Vella, plus tard, perfectionna le procédé, qui est encore d'usage courant sous le nom de fistule de Thiry-Vella.

Trendelenburg est le premier chirurgien qui, en 1885, pratiqua une exclusion de l'intestin. Son opération passa inaperçue. C'est Salzer qui, par des expériences très bien conduites (1892) attira l'attention des chirurgiens sur la possibilité de l'exclusion dans certaines conditions.

Ses idées firent leur chemin en Autriche, en Pologne, et successivement on voit des élèves de Billroth, Hochenegg, Obalinski, Frank, von Eiselsberg en publier des observations. C'est alors que, pendant trois ans, s'élèvent des discussions nombreuses sur la possibilité de l'exclusion avec fermeture totale. Les deux premiers cas pratiqués, ceux de von Baracz et d'Obalinski furent heureux ; aussi les voit-on défendre leur méthode, réputée dangereuse par Reichel, Hochenegg.

Depuis 1896, de nombreux travaux sur la question sont

3

publiés dans les pays de langue allemande. Narath publie cette année même une étude très complète où il rassemble les 15 cas publiés jusqu'alors. En 1897, dans un travail paru dans les *Archives de Chirurgie*, von Eiselsberg rapporte sept cas personnels, et expose ses idées sur la question.

L'année suivante, il publie encore 5 nouvelles observations.

En 1899, paraît l'étude expérimentale très documentée de Von Baracz.

C'est seulement depuis cette époque que ces publications semblent avoir eu un écho en France. Le Dentu publie un article dans la *Revue de Gynécologie*. Le Clech en fait son sujet de thèse inaugurale, Lardennois, de Bovis, discutent ses applications au cancer de l'intestin.

En 1900, paraît l'article de Terrier et Gosset. Dans cet article, Terrier et Gosset réunissent 52 cas d'exclusion pratiquée chez l'homme, parmi lesquels figurent seulement trois opérations pratiquées en France, une à Paris, due à M. Terrier, les deux autres à Lyon par Gayet et Jaboulay et Bérard.

La même année, une observation de Hartmann donne lieu à une discussion à la Société de chirurgie.

Depuis cette étude, nous devons citer la thèse de Druebert, en 1901, qui résume d'une façon complète la partie expérimentale de la question.

A l'étranger, paraît la même année le mémoire de Roskoschny.

L'année suivante, il faut signaler les articles de Kammerer, Langemak, Erwin Payr, et la thèse de Wilhelm Ammer.

En Italie, Giordano, de Milan, et Nannotti, de Pistoia, discutent sur la valeur de l'entéro-anastomose pour la cure des colites graves. Leurs idées sont exposées dans la thèse de Labey, en 1902.

En France, nous trouvons pendant ces dernières années

un article de Delore et Patel dans la *Revue de Chirurgie,* une description de la méthode dans la *Chirurgie de l'Intestin,* de Jeannel, puis des observations publiées par Peyrot, Mouchet, de Sens ; Pauchet, d'Amiens ; Jaboulay, Lejars (*Presse Médicale,* 1904), Terrier (*Bull. Soc. Chirurgie,* 1905).

Des diverses variétés d'exclusion de l'intestin.

1° *Exclusion unilatérale.* — Dans l'exclusion unilatérale, on sectionne l'intestin au-dessus de la portion qu'on désire exclure et l'on anastomose le bout supérieur dans une portion d'intestin située au-dessous de la partie qu'on veut exclure. Le bout sous-jacent à la section peut être :

a) Fermé, c'est l'exclusion unilatérale proprement dite, l'opération à laquelle on recourt le plus souvent ;

b) Fistulisé, soit qu'il existe antérieurement une fistule pathologique, soit que l'on crée une petite fistule de sûreté ;

c) Fixé à la peau. C'est l'exclusion unilatérale avec abouchement à la peau ;

2° *Exclusion bilatérale.* — Dans l'exclusion bilatérale, on fait deux sections de l'intestin, l'une au-dessus, l'autre au-dessous de la partie que l'on veut exclure et l'on anastomose le bout central avec le bout périphérique de l'intestin. Puis :

a) On ferme complètement la partie exclue (exclusion bilatérale fermée), soit en suturant isolément les deux bouts (exclusion en boudin), soit en les suturant ensemble (exclusion en anneau) ;

b) Dans l'exclusion bilatérale ouverte, l'anse exclue est en communication avec l'extérieur, soit par une fistule pathologique ou chirurgicale, soit par la fixation à la peau de l'une ou de ses deux extrémités.

Indications de l'exclusion.

Dans quelles conditions est-on autorisé à faire l'exclusion ?

D'après Terrier et Gosset, trois cas absolument distincts doivent être envisagés :

1° Il y a *obstacle au cours des matières*, c'est-à-dire phénomènes de sténose plus ou moins accentués ;

2° Il y a *fistule stercorale* ;

3° Il y a *tuberculose de l'intestin*.

1° *Il y a obstacle mécanique*. — La règle peut être, dans ce cas, formulée en très peu de mots : on est autorisé à faire l'exclusion toutes les fois que la résection, bien qu'indiquée, est cependant impossible.

Si, en règle générale, l'exclusion ne doit être faite que lorsque la résection est impossible, c'est-à-dire si l'exclusion a sensiblement les mêmes indications que l'entéro-anastomose, la question revient à déterminer quelle est, de l'exclusion ou de l'entéro-anastomose, celle qui doit être préférée. La réponse ne paraît pas douteuse : l'exclusion est supérieure à l'entéro-anastomose. Dans l'entéro-anastomose, les matières peuvent continuer à traverser le segment malade et même s'accumuler au niveau du cul-de-sac et se distendre. C'est un inconvénient qui a conduit Von Hacker, Chaput, Mosetig-Morrhof, à déterminer artificiellement un rétrécissement entre l'orifice anastomotique et l'obstacle. Or, cet inconvénient ne saurait exister dans l'exclusion ; toute relation est absolument supprimée entre la nouvelle bouche intestinale et la portion malade.

Le seul reproche valable que l'on puisse faire à l'exclusion et qui ne peut être adressé à l'entéro-anastomose, c'est la nécessité d'aboucher l'un des bouts à la peau et l'ennui

d'une fistule. Mais nous verrons que l'exclusion *unilatérale*
supprime cet inconvénient.

2° *Il y a fistule stercorale*. — C'est là la véritable indica-
tion de l'exclusion. Dans ces cas, loin d'être un pis aller, elle
devient supérieure à la résection même, au moins dans certaines conditions.

Pour les fistules stercorales, comme pour les tumeurs de
l'intestin, et plus encore que dans les tumeurs, la contre-indication à la résection est tirée de la résistance des adhérences et surtout des petits abcès enkystés au milieu de ces adhérences.

Dans le cas de fistule stercorale ou d'*anus contre-nature*,
la conduite à tenir commence à être nettement dégagée à
l'heure actuelle. Toutes les anciennes méthodes, sans ouverture de la cavité péritonéale, doivent être absolument pros-
crites ; le plus souvent illusoires, elles ne sont pas sans danger.

Dans tous les cas, il faut commencer par l'ouverture large
du péritoine, ce qui permet de voir et de se rendre un compte
exact des lésions. Si le segment intestinal, qui porte la ou
les fistules n'est pas trop adhérent, la résection intestinale
est la méthode de choix. Mais pour peu que les adhérences
soient nombreuses et solides, et surtout s'il y a des phénomènes inflammatoires marqués, avec nombreux abcès péri-
intestinaux, la résection devient dangereuse et l'exclusion est
la seule chose à faire.

Elle est alors d'autant plus indiquée que l'on peut, sans
crainte aucune, fermer complètement les deux extrémités de
l'anse exclue et les abandonner dans l'abdomen, puisque la
fistule que l'on cherche à guérir, servira de soupape de sûreté.

3° *Il y a tuberculose de l'intestin.* — On peut répéter pour la tuberculose de l'intestin ce qui a été dit pour les lésions néoplasiques ; quand la résection est impossible, force est bien de recourir à l'exclusion. L'entéro-anastomose est insuffisante, car il continue à passer des matières au niveau de la muqueuse, d'où des douleurs ; et, d'autre part, la continuité du tube digestif étant conservée, les lésions tuberculeuses gagnent de proche en proche la muqueuse voisine. L'exclusion obvie à ces deux inconvénients.

Valeur comparée des différents procédés d'exclusion

L'exclusion avec occlusion totale par suite des accidents mortels dus à la stercorémie qu'elle peut occasionner, est actuellement rejetée par tout le monde. Il ne reste à comparer entre elles que l'exclusion avec fistule et l'exclusion unilatérale.

Il est une affection dans laquelle l'exclusion unilatérale doit être rejetée, c'est la tuberculose intestinale ; dans ce cas, en effet, il faut éviter avant tout le passage des produits tuberculeux de l'anse malade à travers l'intestin sain. Si la résection est impossible, il faut pratiquer, non pas l'exclusion unilatérale, mais l'exclusion avec fistule, pour couper toute communication entre l'anse malade et l'intestin.

A part ce cas, il semble qu'on doive donner à l'exclusion unilatérale la préférence sur l'exclusion bilatérale.

Le grand reproche qu'on a fait à l'exclusion, c'est l'abouchement d'un des bouts à la peau et l'ennui d'une fistule.

Avec l'exclusion unilatérale, dont la technique est en même temps plus simple, cet inconvénient n'existe plus. Obalinski a vivement critiqué l'exclusion unilatérale, parce qu'elle crée un diverticule de l'intestin. Mais Kammerer s'est fort bien trouvé de son emploi. Et puisque l'on admet l'entéroanastomose, avec rétrécissement de l'anse au-dessous de la

bouche, *a fortiori* doit-on admettre l'exclusion unilatérale.
L'exclusion unilatérale est supérieure à l'exclusion avec fistule et à l'entéro-anastomose simple, puisqu'elle supprime tout abouchement à la peau et qu'elle empêche tout passage des matières au niveau de la portion malade.

Technique opératoire

Il n'y a point de technique opératoire propre à l'exclusion de l'intestin pour deux raisons : d'abord elle n'est que la combinaison variable de diverses entéro-anastomoses, sections intestinales, entérostomies ; c'est ensuite parce que souvent on ne sait point à l'avance si l'on va pratiquer l'exclusion et que c'est au cours de l'intervention qu'on décide non seulement le genre d'exclusion, mais encore cette opération elle-même.

Préparation du malade. — Souvent on a affaire à des fistules stercorales ou pyo-stercorales abdominales et l'on va pratiquer une laparotomie. C'est pourquoi le premier temps opératoire consistera à vider et à curetter les fistules, à les tamponner, les obturer hermétiquement. Le tout est fait par un aide spécial. Ensuite la paroi sera savonnée et brossée comme d'habitude en évitant de passer sur le pansement des fistules.

Incision. — Elle doit siéger loin de la région à atteindre.
Il vaut mieux, d'emblée, avoir recours à la large laparotomie médiane, qui permet une exploration complète des lésions, et une orientation plus facile.

Siège de l'anastomose. — Lorsqu'on a décidé les deux endroits de l'intestin à anastomoser, on les sortira du ventre, on protégera la cavité péritonéale en les isolant complètement par des champs et de larges compresses. Aussi, doit-on toujours prendre les anses intestinales assez loin de la lésion pour qu'elles soient facilement mobilisables et non adhérentes. C'est une des raisons pour lesquelles l'anastomose iléo-transversaire ou iléo-sigmoïdienne est beaucoup plus facile à faire que l'anastomose du grêle avec les côlons ascendants et descendant presque toujours dépourvus de méso. Il faut aussi s'éloigner le plus possible des lésions, pour que l'anastomose soit pratiquée d'une façon sûre en tissu sain.

Coprostase. — On peut de suite pratiquer la coprostase des extrémités à sectionner au-dessous de la future anastomose. On peut, dans ce but, se servir des différents modèles d'écraseurs (de Doyen, Tuffier, Collin), ainsi que le recommande le professeur Terrier.

La coprostase au-dessus et au-dessous de l'anastomose peut être assurée au moyen de pinces très souples dont les mors sont engaînés dans un tube de caoutchouc.

Suture des mésos. — C'est un point important de la technique des entéro-anastomoses intestinales. Lorsqu'on anastomose le côlon sigmoïde aux côlons ascendant, transverse, descendant, on crée une sorte de pont formé par leur méso, analogue à celui que crée la gastro-entérostomie antérieure. Le grêle peut s'engager sous ce pont, y cheminer peu à peu, s'engageant en entier de l'autre côté de l'abdomen ; il s'y étrangle, s'y coude, c'est un danger constant d'occlusion.

Von Baracz, dans ses expériences, a perdu 5 de ses 17 chiens par occlusion intestinale due à ce mécanisme.

Aussi est-il nécessaire, si on pratique une anastomose du transverse ou du côlon descendant au côlon pelvien de pratiquer l'affrontement par un capitonnage au catgut entre les deux anses intestinales ; mais on ne peut en faire autant si on veut anastomoser le côlon iléo-pelvien au côlon ascendant, la suture n'est pas possible.

Si, au contraire, c'est l'iléon qu'on veut anastomoser aux côlons ascendant, transverse, descendant, pelvien, le danger est le même. Labey rapporte une observation d'iléo-sigmoïdostomie de Giordano, où la mort est venue par un étranglement interne. Aussi Labey propose-t-il, dans sa thèse, de capitonner au catgut l'espace des deux mésos du grêle au côlon pelvien ; cette manœuvre est impossible pour les autres mésos ; tout au plus pourrait-on unir par quelques points de catgut le mésentère de l'anse iléale anastomosée avec la séreuse de la paroi postérieure de l'abdomen.

Confection de l'anastomose. — Deux grandes méthodes se disputent encore la prédominance : la méthode des boutons, la méthode des sutures. La première méthode présente l'avantage d'une rapidité un peu plus grande. Cet avantage est amplement compensé par les inconvénients qu'on a maintes fois rappelés. Tout d'abord il faut employer un bouton de dimensions considérables si on ne veut pas être exposé à la sténose ultérieure de la bouche. Le bouton ou les plaques résorbables appliquées pour les anastomoses côlo-coliques exposent à des accidents d'obstruction, car dans le gros intestin les matières sont dures et pâteuses. MM. Tuffier et Hartmann en ont rapporté, en 1901, des exemples à la Société de chirurgie. Cet inconvénient disparaît si l'anastomose est iléo-colique, les matières arrivant presque liquides du grêle. Mais le plus gros inconvénient est de lâcher parfois lorsque le bouton a été mal appliqué. Enfin le bouton peut s'éliminer en dehors de l'intestin et cheminer dans la cavité péritonéale. La radiographie permet actuellement de se rendre compte de la migration du bouton.

En France, la suture est préférée par la majorité des chirurgiens.

Si l'on emploie le bouton, on pourra, pour pratiquer l'exclusion unilatérale, faire une implantation termino-latérale.

Si l'on emploie la suture, le seul procédé, le procédé de choix, doit être l'anastomose latéro-latérale. Roux, de Lausanne, a résumé ainsi ses avantages multiples :

a) Elle exige une moins grande exactitude ;

b) Elle permet un accolement plus large sans craindre de former un diaphragme, une valvule ;

c) Elle comporte une ouverture d'une longueur illimitée, moins sujette au rétrécissement ultérieur ;

d) Elle est indépendante des calibres à réunir.

De toutes les entéro-anastomoses, elle est la mieux réglée et la plus accessible à tous les opérateurs.

On pratiquera 4 plans de sutures superposées ; un affrontement séro-séreux postérieur, puis, après ouverture de l'intestin, un plan postérieur de sutures perforantes totales hémostatiques et d'affrontement, un second plan analogue antérieur. Enfin, le dernier plan est un plan séro-séreux antérieur d'enfouissement.

Les extrémités des plans séro-séreux comme des plans totaux devront se rejoindre aux angles et leurs fils respectifs noués ensemble. Le fil employé pour les sutures est le catgut ; les aiguilles sont des aiguilles de couturière à chas fendu à l'extrémité, entièrement rondes, pointues et non tranchantes.

Traitement des extrémités sectionnées. — La technique de la suture sera la même pour les extrémités intestinales à fermer. On fera deux plans de suture. Si on a employé l'écraseur, on pourra se contenter d'une fermeture par ligature simple avec un gros fil, puis enfouissement séro-séreux.

Fermeture de la paroi abdominale. — Pansement

L'intervention étant toujours ici de longue durée, il importe de fermer rapidement la paroi. Le procédé de choix est l'affrontement total avec de grands fils d'argent ou de très gros crins. On assurera un affrontement exact de la peau entre eux et aux extrémités, si cela est nécessaire, par quelques fils de crin.

S'il existait des fistules antérieures ou si on en a créé, il est nécessaire d'isoler complètement la plaie de laparotomie de leur contact. Le mieux est de pratiquer un pansement complètement occlusif avec de la gaze aseptique qu'on recouvre d'un vernis de collodion. On n'enlèvera le pansement que pour l'ablation des fils et il sera aussitôt appliqué à nouveau.

ÉTUDE DES TROUBLES
QUE PEUT ENTRAINER LA SUPPRESSION FONC-
TIONNELLE DU GROS INTESTIN

Le gros intestin n'est pas un organe inutile. L'alimenta-
tion par les lavements nutritifs montre qu'il absorbe tout au
moins les liquides. Il remplit ce rôle vis-à-vis de l'eau con-
tenue dans les déchets de la digestion. En effet, le chyme y
pénètre encore presque liquide et d'une façon rythmique 3
ou 4 heures environ après chaque repas, puis après un séjour plus ou moint long, il y acquiert une consistance également et parallèlement variable. Il semble donc, *a priori*, que
la suppression fonctionnelle du gros intestin entier amène for-
cément de la diarrhée, mais trouble peu la nutrition, puisque
normalement le chyme arrive dans le gros intestin, presque
totalement privé de ses matériaux nutritifs et s'y débarrasse
seulement d'une partie de son eau. C'est ce qui résulte aussi
des cas multiples d'iléo-sigmoïdostomies, iléo-rectostomies,
fistules iléo-vésicales et vaginales complètes, d'anus iliaque
grêle, d'anus cœcal ou d'anus lombaire droit, observés sur
l'homme ou pratiqués chez l'animal. Le seul trouble observé
est l'apparition de selles liquides et répétées, d'une véritable
diarrhée. Mais, dans certains cas, il se produit des modifica-
tions ultérieures.

Lorsqu'on pratique une iléo-sigmoïdostomie sur un chien,

voici ce qu'on observe. Pendant les premiers jours, les selles sont entièrement liquides, très fréquentes, accompagnées de ténesme rectal, quelquefois même douloureuses.

De ce fait, l'animal en expérience subit une légère perte de poids. Au bout de 4 ou 5 jours, progressivement, les selles s'épaississent.

Parallèlement, leur expulsion se régularise et redevient normale. L'animal reprend son poids primitif. Comment expliquer ces phénomènes ? Nannotti fait d'abord remarquer qu'il reste au-dessous de l'implantation du grêle une longueur de gros intestin très variable. Entre ce point et l'anus, il se fait une résorption de l'eau du chyme. Il admet qu'au bout de quelques jours il se fait une adaptation fonctionnelle de la muqueuse rectale ; son pouvoir absorbant s'accroîtrait. A la suite de ses expériences, Druebert admet qu'il en est tout autrement. Lorsqu'on a supprimé fonctionnellement le gros intestin, il se rétracte, se ratatine immédiatement. Le chyme est versé directement de l'iléon dans le rectum, qui l'expulse de suite au dehors. Mais, au bout de peu de jours, la région du gros intestin, qui est située au-dessus de l'anastomose iléo-sigmoïdienne perd sa tonicité et se laisse dilater. Les matières s'y accumulent de plus en plus. Pendant leur séjour, leur principe aqueux est absorbé et elles deviennent peu à peu solides. Les matières refluent ainsi jusqu'au cæcum et l'iléon reste toujours rétracté entre le cæcum et l'anastomose.

La conclusion est donc que l'iléo-sigmoïdostomie ne supprime pas fonctionnellement le gros intestin.

« Ne nous a-t-on pas dit, d'ailleurs, que la destinée du gros intestin comme de l'appendice, était de régresser, de s'atrophier et de disparaître ? Organes ancestraux, mal adaptés aux conditions de la vie présente, ils n'exercent plus guère, si l'on peut ainsi dire, qu'une fonction pathologique ; la chi-

rurgie, en les supprimant, ne devance-t-elle pas l'évolution ? »
(Lejars, *Semaine Médicale*, 1904.)

RÉSULTATS IMMÉDIATS

Dans la statistique de Terrier et Gosset, qui comporte 52
cas d'exclusion de l'intestin, la mortalité s'élève à 15 p. 100.
Cette mortalité opératoire, assez forte, a certainement diminué depuis, et tend, avec les perfectionnements apportés à la
technique, à diminuer de jour en jour.

Dans cette même statistique, si, au lieu d'envisager la mortalité de l'exclusion en général, on compare l'exclusion totale
avec l'exclusion partielle, on voit que la mortalité opératoire
de la première est nulle. Ce résultat peut paraître paradoxal,
mais sur les 6 cas d'exclusion totale que rapportent Terrier
et Gosset, il n'y a pas un seul décès. Quand on parle d'occlusion totale, il faut naturellement éliminer les cas dans lesquels on a bien fait l'occlusion complète des deux bouts de
l'anse exclue, mais où une fistule préexistante servait de soupape de sûreté.

RÉSULTATS ÉLOIGNÉS

Ils doivent être envisagés au point de vue de la survie, des
douleurs et de la fistule.

La survie dépend beaucoup moins du genre d'opération
que de la nature de la lésion.

Dans les tumeurs malignes de l'intestin, l'exclusion donne
le même résultat que les autres procédés de dérivation.

Elle les donne d'autant mieux qu'elle réalise la dérivation

complète, sans possibilité aucune de passage des matières au niveau de l'endroit malade.

Les deux facteurs qui doivent entrer en ligne de compte dans l'appréciation des résultats éloignés, c'est la fistule d'une part, et, de l'autre, les douleurs.

Contre les douleurs, l'exclusion est souveraine ; elles disparaissent dès que toute communication est interceptée entre le tube digestif et le point malade.

Terrier et Gosset nous apprennent encore que, sur 21 cas d'exclusion pour fistule, dix fois l'exclusion a suffi pour guérir cette dernière.

Or, voici ce qu'il nous a été permis d'observer chez notre malade. Celui-ci a présenté au début des selles diarrhéiques : l'anus a donné, dès les premiers jours, des matières filantes ; une semaine après, il ne donnait plus qu'un peu de mucus. Au bout d'un mois, les fonctions digestives se sont bien régularisées : le malade allait alors régulièrement à la selle deux fois par jour, le matin et le soir ; les selles étaient molles, l'état général excellent, les douleurs nulles et l'opéré demandait à être débarrassé de la seule infirmité persistante, l'anus artificiel.

Mais, contrairement à ce qu'on était en droit d'attendre des expériences de Druebert, *il n'a été observé à aucun moment de reflux des matières.*

Ce que nous venons de dire des résultats fournis par l'exclusion de l'intestin, peut s'appliquer à ceux fournis par l'entéro-anastomose.

La plus grande difficulté technique de l'exclusion, comparativement à l'entéro-anastomose, ne mérite pas d'être prise en considération. Dans les deux cas, la bouche anastomotique sera établie d'une façon identique. L'anastomose sera latéro-latérale ; elle permettra le cours des matières suivant le péristaltisme normal. La seule chose en plus que comporte l'exclusion, c'est la section intestinale et la fermeture des orifices ainsi obtenus. Si l'on a soin de pratiquer, comme beaucoup d'auteurs le conseillent, l'écrasement de l'intestin, puis la ligature en bourse et le surjet séro-séreux, on verra que ce temps supplémentaire peut être fait très rapidement, il complique fort peu et ses avantages ne sauraient être niés.

Nous nous sommes efforcé de démontrer, par ce qui précède, que l'exclusion unilatérale était celle à qui l'on devait accorder la préférence, et que, parmi les entéro-anastomoses, l'iléo-sigmoïdostomie était celle qui dérivait le mieux le cours des matières ; cet éloignement des matières de l'orifice anormal contribue, nous l'avons vu, pour une large part, à tarir ou du moins à diminuer notablement les sécrétions à ce niveau ; ce premier résultat obtenu, il nous sera facile de compléter la guérison définitive par la fermeture de l'anus.

FERMETURE DE L'ANUS

Ce second temps de la cure de l'anus contre-nature cœcal
ne nous arrêtera pas longtemps. Nous avons voulu simplement ici mettre en lumière un point de technique spécial employé par notre maître M. le professeur Forgue, et qui a
donné les meilleurs résultats.

Le bon état général du malade et la diminution des sécrétions au niveau de l'orifice anormal sont les conditions es-
sentielles de la fermeture de cet orifice. Il importe ici, plus
que partout ailleurs, de se rapprocher autant que possible
des règles générales de l'asepsie.

C'est pour éviter toute contamination que l'orifice de l'anus
sera hermétiquement fermé par un surjet à la soie. Cet orifice sera ensuite circonscrit par une incision ovalaire intéressant successivement toutes les couches de la paroi ; la
portion du cœcum correspondant à l'anus est réséquée entre
deux pinces et suturée ensuite à triple étage. Cela fait, si
l'examen de la cavité abdominale montre quelques brides
épiploïques allant vers la fosse iliaque gauche, en croisant
la direction de l'anse sigmoïde, on les détruira avec soin.
La paroi est ensuite suturée à trois étages, comme d'habitude.

OBSERVATION PREMIÈRE

Observation 75 (in thèse Lance).

Exclusion bilatérale pour anus contre-nature cœcal.
Guérison. Von Eiselsberg, 1803, n° 30.

OBSERVATION II

Observation 76 (in thèse Lance).

Exclusion bilatéralement ouverte pour un anus contre-nature. Extirpation 4 mois après. Obalinski, 1892, n° 30

OBSERVATION III

Observation 80 (in thèse Lance).

Exclusion bilatérale pour un anus contre-nature. 1894,
Bier, n° 41.

OBSERVATION IV

Observation 6 von Eiselsberg (in *Revue de Chir.*, 1900 Terrier et Gosset).

Exclusion pour un anus contre-nature cœcal. Guérison.
Anus contre-nature cœcal, consécutif à une pérityphlite sup-
purée. La malade perd rapidement ses forces. Laparotomie.
La résection de la partie intestinale contenant la fistule est
impossible. Exclusion totale (31 août 1892), iléo-colostomie
axiale, suture en cul-de-sac des deux bouts de l'intestin exclu. La fistule stercorale fonctionne comme soupape de sû-

reté. Immédiatement, selles par la voie naturelle. La sécrétion diminue graduellement et cesse complètement. Guérison complète et durable. Pendant les cinq premiers mois après l'opération, les forces de la malade augmentent du simple au double.

OBSERVATION V

Observation 10 (Funke) (*Rev. chir.*, F. Terrier et A. Gosset).

Exclusion pour fistule cœcale. Guérison.

Homme de 30 ans, ayant dans la région du cœcum une tumeur du volume du poing. On l'incise et il s'écoule d'abord du pus, puis des matières. Comme on ne pouvait arriver à fermer l'anus, Funke se décide à pratiquer une laparotomie et à faire la résection du cœcum. Mais il y avait tellement d'adhérences et de tubercules miliaires sur la séreuse, que l'on préfère tenter l'exclusion. L'iléon est sectionné à 10 centimètres de la valvule de Bauhin, de même on sectionne le côlon transverse, et chaque extrémité de la portion exclue est fermée par invagination. Puis le bout proximal de l'iléon est implanté dans le côlon transverse. Durée de l'opération : deux heures. Le troisième jour, le malade eut une élévation de la température, et Funke rouvrit la fistule. Il s'en écoula une grande quantité de mucus et de liquide fécaloïde. Le malade conserva une fistule, donnant lieu à un écoulement modéré.

OBSERVATION VI

Observation 25 (Kammerer) (*Rev. chir.*, F. Terrier et A. Gosset).

Exclusion unilatérale pour fistule cœcale. Guérison.

W... R..., âgé de 28 ans, opéré le 27 mai 1895 pour un gros abcès appendiculaire, a conservé une fistule stercorale.

Le 21 août, on ferme la fistule au moyen de quelques sutures n'intéressant pas le péritoine, et, par la laparotomie, on pratique l'intervention suivante : l'iléon est sectionné à quelques centimètres au-dessus du cœcum ; son bout distal est fermé, tandis que le bout proximal est anastomosé dans le côlon transverse au moyen du bouton de Murphy. Durée de l'opération : 2 heures. Le bouton tombe au huitième jour. La fistule continue pendant quelque temps à fournir un certain écoulement, elle se ferme en octobre.

Pendant les deux premières semaines, on note des coliques dans le côté droit de l'abdomen, puis tout alla bien.

Observation VII

Observation 28 (Friele) (*Rev. de chir.*, 1900. F. Terrier et A. Gosset).

Homme de 64 ans, atteint d'un néoplasme du côlon descendant. Dans une première intervention, établissement d'un anus artificiel sur le côlon ascendant. Quelques jours plus tard, exclusion totale du côlon descendant et abouchement du côlon trasverso avec l'S iliaque.

Deux opérations ultérieures permirent de fermer l'anus artificiel. Le malade meurt cinq semaines plus tard d'occlusion intestinale, et, à l'autopsie, on trouva un étranglement siégeant au niveau de l'intestin grêle. L'anse exclue mesurait 42 centimètres de longueur et renfermait 50 grammes de liquide fécaloïde.

Observation VIII

Observation 51 (Gayet) (*Rev. chir.*, F. Terrier et A. Gosset).

Exclusion de l'intestin pour anus contre-nature lombaire droit d'origine tuberculeuse.

Cette malade, âgée d'une trentaine d'années, était entrée

à la clinique du professeur Ollier, à Lyon, pour un abcès
froid fistuleux de la région lombaire, paraissant provenir
d'une ostéite de l'épine iliaque antéro-supérieure. M. Ollier
l'opéra une première fois, ne trouva pas de pus, mais des
fongosités ; il réséqua quelques centimètres de l'épine iliaque ; il vit alors un point dénudé de l'os d'où partaient des
trajets multiples dans tous les sens, plusieurs se dirigeant
profondément vers la cavité abdominale.

Les suites furent d'abord très simples ; mais, à quelque
temps de là, en faisant le pansement, on le trouva souillé de
matières fécales. Les matières devinrent de plus en plus abon-
dantes, parfois solides, parfois liquides, et incomplètement
digérées. Au bout de trois mois, cet état ne faisant qu'em-
pirer, et la malade s'affaiblissant au point de ne plus pouvoir quitter le lit, M. Gayet, qui suppléait alors M. Ollier,
se décida à intervenir.

L'opération fut faite par voie para-lombaire, c'est-à-dire
qu'une incision fut menée du tiers externe de l'arcade jusqu'aux fausses côtes obliquement en haut et en arrière, puis
le péritoine décollé jusqu'à la fistule où l'on avait placé une
sonde, et, cette fistule disséquée et libérée, on s'aperçut alors
que, d'une part, l'orifice à bords déchiquetés de l'intestin était
très large, trop large pour qu'on puisse l'oblurer sans rétrécir
d'une façon exagérée son calibre ; d'autre part, que, dans
ce même foyer venait aboutir un autre orifice dont le siège
exact était difficile à préciser ; on sut plus tard qu'il siégeait
sur la paroi d'une anse d'intestin grêle. Il était impossible de
songer à une réparation quelconque par cette voie mal com-
mode ; on sutura les bords de l'orifice intestinal à la peau et
on renvoya la cure de l'anus contre-nature à une autre
séance opératoire.

L'état était, dès lors, le suivant : les matières s'écoulèrent
par les deux orifices, tout aussi abondamment qu'aupara-

vant ; par l'orifice antérieur sortaient plus rarement des matières moulées ; par le postérieur, constamment, des matières incomplètement digérées.

Deux mois après fut pratiquée une nouvelle intervention par laparotomie. Incision médiane. A l'ouverture du péritoine, il s'écoula un peu de sérosité hématique. Il fut difficile d'abord de reconnaître l'état des choses en raison d'adhérences molles qui unissaient les anses intestinales. Il fallut pratiquer une nouvelle incision tombant perpendiculairement sur la précédente et coupant le muscle droit, ainsi qu'une véritable éviscération, pour mettre à découvert les anses fistuleuses. On reconnut alors que celles-ci n'étaient autres que le côlon ascendant, d'une part, puis une anse grêle, dont la distance au cæcum était difficile à évaluer, étant donné l'enchevêtrement de l'intestin, adhérent et enflammé à ce point. A l'aplatissement, à la pâleur d'une portion d'intestin allant du point d'adhérence lombaire dans la direction du cæcum, on reconnut le bout inférieur, le bout supérieur étant, au contraire, plus vascularisé, plus épais au toucher et d'un calibre supérieur. On rentra toutes les anses dans le ventre, ne gardant que ce bout supérieur qu'on aboucha dans le côlon transverse par une entéro-anastomose latérale, par le procédé de la suture à double surjet. L'opération avait duré presque une heure et, craignant le choc d'une trop longue intervention, on se décida à en rester là. Les suites opératoires furent très simples ; pas de température ; rétablissement de la malade ; mais les selles passaient toujours par les ouvertures anormales. Par le tamponnement vaseliné de ces ouvertures, on obtint le passage de quelques matières par l'anus normal, mais la température s'éleva aussitôt, il y eut des phénomènes de rétention stercorale qui obligèrent à supprimer le tamponnement. Même insuccès pour toutes les autres tentatives de ce genre. On fit une troisième interven-

tion, deux mois après la précédente. Incision suivant la première cicatrice. Pas d'ascite, mais adhérences de l'épiploon
au péritoine pariétal. On fait la séparation de ces adhérences.
On découvre ainsi les anses malades et l'entéro-anastomose.
On introduit par l'anus contre-nature des sondes en gomme,
dont l'une va dans l'intestin grêle, l'autre dans le côlon. Puis
on sectionne, entre deux ligatures, d'abord le côlon transverse, en amont de l'anastomose, puis l'anse grêle, en aval.
On suture en cul-de-sac les quatre bouts par un surjet en
bourse de la muqueuse, puis par un surjet séro-séreux. On
laisse, entre l'anastomose et le cul-de-sac de l'intestin grêle,
une ligature lâche, plissant simplement l'intestin pour diminuer la pression des matières en ce point. Les autres ligatures coprostatiques sont enlevées et le tout réduit dans l'abdomen. Le ventre est refermé.

Le résultat fut atteint. Le lendemain soir de l'opération,
un petit lavement huileux ramenait déjà quelques parcelles
de matières ; peu à peu celles-ci reprirent leur route normale
et, le quatrième jour, la malade évacuait une selle parfaitement moulée. Du côté de l'anus contre-nature, il se fit d'abord
une sécrétion assez abondante, fétide, qui se tarit graduellement ; actuellement, quatre mois après l'opération, il sort
par ces fistules quelques gouttes de liquide clair, inodore.
L'état général s'est rapidement amélioré ; le malade a repris
trois kilos en quelques jours.

L'opération faite, qui est, en somme, une exclusion de
portions malades de l'intestin et de la portion saine qui les
reliait, a intéressé environ 1 m. 50 du tube digestif. Ce qui
a déterminé à choisir ce procédé, c'est la grande difficulté
d'une extirpation totale ou cure radicale, qui n'eut probablement pas été supportée, étant donné l'état de faiblesse
de la malade. Le résultat n'est évidemment pas parfait, puis-

que la fistule persiste, mais l'opérée est rendue à la vie commune qui lui était absolument impossible auparavant.

OBSERVATION IX
Observation 42 (Jaboulay et Bérard) (*Rev. chir.*, F. Terrier et A. Gosset).

Dans une exclusion pour tuberculose du cœcum fistuleux, avec abcès et larges adhérences, M. Jaboulay anastomosa latéralement un point de l'iléon, distant environ de 20 centimètres du cœcum, avec la fin du côlon descendant. L'anastomose fut faite au bouton. Puis M. Jaboulay sectionna l'intestin grêle à 10 centimètres au-dessous de l'anastomose, et oblitéra les deux tranches de section ainsi obtenues au moyen d'un double plan de sutures de Lembert à points séparés. On ne se préoccupa de fermer le gros intestin entre le cœcum malade et le côlon descendant, et pourtant jamais il n'y eut de reflux de matières par la fistule du cœcum exclu.

Dès le surlendemain de l'opération, les matières reprirent leurs cours normal. Le bouton fut rendu au onzième jour. Depuis trois mois que l'opération est faite, l'anastomose fonctionne parfaitement : les selles sont moulées et non diarrhéiques, bien qu'on ait certainement ainsi supprimé une longueur de 1 m. 80 du circuit total des matières.

L'éloignement de l'anastomose latérale, par rapport aux lésions tuberculeuses qui avaient nécessité l'exclusion du cœcum, est, en outre, une garantie contre la propagation possible des lésions bacillaires jusqu'à cet abouchement. Donc, en tant que moyen de dérivation des matières, une telle pratique eut un résultat parfait. Quant à son action sur les lésions du cœcum lui-même par la mise au repos et par la protection de l'organe contre les infections fécales, elle fut moins nette : un suintement purulent assez abondant a persisté, et le gâteau induré perçu par le palper de la fosse iliaque droite, n'a pas notablement diminué de volume. On fit une exclusion opératoire de la portion malade de l'intestin. Les matières ne passent plus par la fistule, mais il persiste un écoulement assez abondant qui provient des sécrétions de l'intestin malade.

CONCLUSIONS

Un anus contre-nature a été établi sur le cœcum pour parer aux accidents occasionnés par une obstruction aiguë, obstruction que nous avons posée *a priori* résulter d'un obstacle enlevable ou méconnu sur le gros intestin.

Les accidents premiers disparus, le chirurgien doit envisager la question de guérir le malade de l'infirmité actuelle.

Les indications à remplir seront alors :

1° Le rétablissement du cours des matières ;

2° La fermeture de l'anus.

Parmi les moyens destinés à rétablir le cours des matières, l'exclusion unilatérale des côlons suivie de l'abouchement de l'iléon avec l'anse sigmoïde nous a paru offrir les plus sûres garanties, tant au point de vue de la dérivation des matières, que du bon fonctionnement ultérieur de l'intestin : c'est donc le procédé de choix.

C'est aussi celui qui facilitera plus tard la fermeture de l'anus par la technique spéciale exposée plus haut.

BIBLIOGRAPHIE

Delore et Patel. — Traitement de l'anus contre-nature. Rev. de Chir., 1901.

Von Eiselsberg. — Arch. für. Klin. Chirurgie, 1898, Berlin.

Jeannel. — Chirurgie de l'intestin.

F. Terrier. — Bull. soc. chir., 1905

Lance. — Etude clinique de l'exclusion de l'intestin. Th. Paris, n° 348.

Géraud. — Complications de l'anus contre nature. Th. Paris, 1901-02, n° 357.

Paul Delbet. — Presse médicale, 1903.

Forgue. — Soc. chir., 1895. Anus contre-nature sur le cœcum, traité par la résection. Bouton de Murphy.

Chaput. — Soc. chir., 1895. Valeur du bouton de Murphy.

Terrier et Gosset. — De l'exclusion de l'intestin. Rev. chir. 1900.

Drucbert. — De l'exclusion de l'intestin. Th. Lille, 1901-1902.

Hartmann. — Rapport. Congr. fr. chirurgie, 1903.

Gœtz. — Etude sur les diverses méthodes de traitement de l'anus contre-nature. Genève, 1890.

Goubault. — Etude sur le traitement de l'anus contre-nature sans complications. Nancy, 1881.

Le Clech. — Contribution à l'étude de l'exclusion. Th. Paris, 1899.

Peyrot. — XIV° Congrès de Chirurgie, p. 524-526.

Duval. — Th. Paris, 1902.

E. Diet. — De l'entéro-anastomose dans les rétrécissements intestinaux. Th. Paris, 1895.

Chaput. — De l'entéro-anastomose ou opération de Maisonneuve Archives générales de médecine, p. 551, t. 1er, 1891.

COMTE. — Revue médic. Suisse romande, 1899, p. 580.

— Diagnostic et traitement de l'occlusion intestinale. Rev. méd. Suisse romande, XII, 133-261, 1892.

FORGUE et RECLUS. — Traité de thérapeutique chirurgicale. T. II.

GROSS. — De l'iléo-côlostomie. Semaine médicale, p. 55, 1893.

LEJARS. — Les formes graves de la constipation et leur traitement chirurgical. Semaine medicale, 1904.

PEYROT. — Thèse d'agrégation, 1888.

DE BOVIS. — Cancer du gros intestin. Revue de Chir., 1900.

GÉRARD-MARCHANT. — Chir. du gros intestin, p. 68.

LABEY. — Thèse, Paris.

MONOD et VANVERTS. — II, p. 242-255.

PAUCHET. — Soc. de chir. de Paris, 19 mars.

QUÉNU et HARTMANN. — Chirurgie du rectum (1899), t. II.

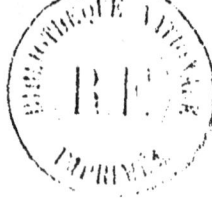

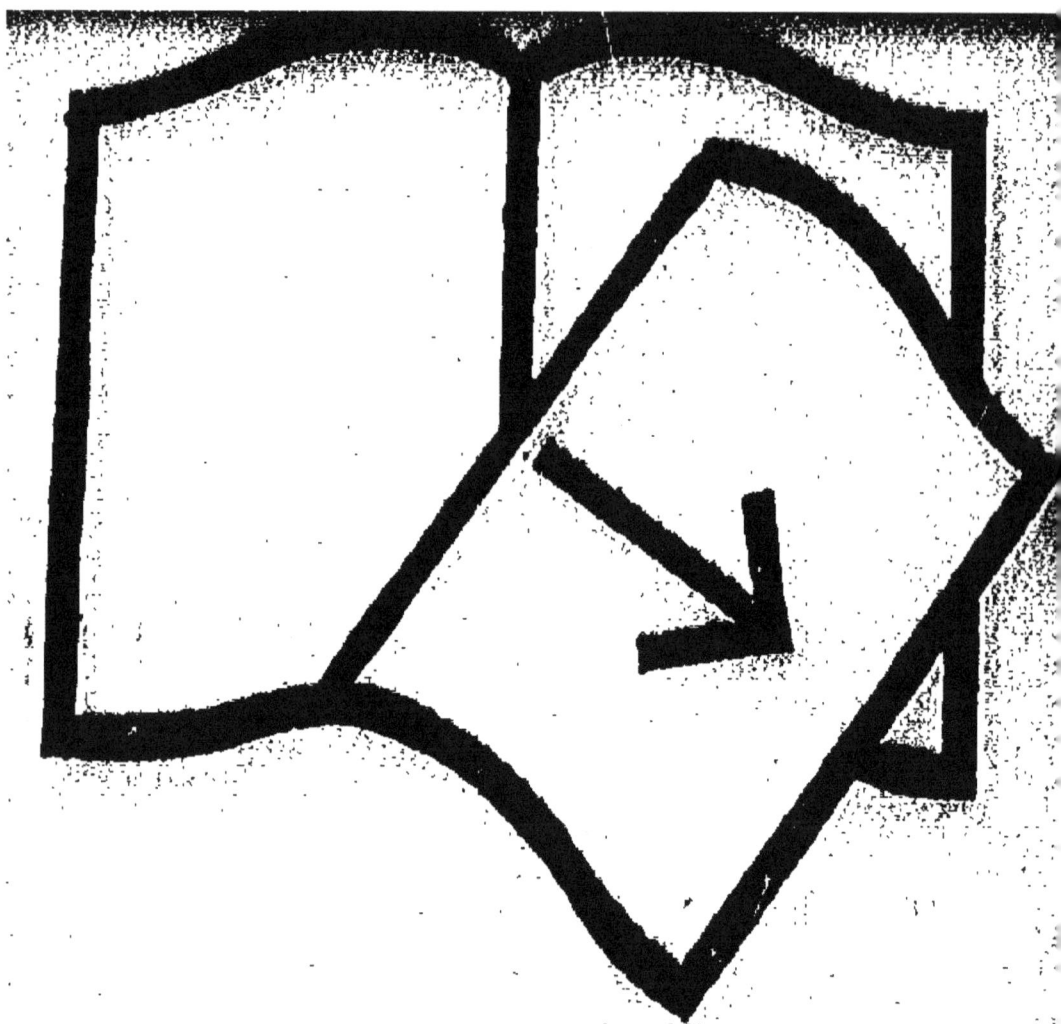

Documents manquants (pages, cahiers...)
NF Z 43-120-13

www.ingramcontent.com/pod-product-compliance
Lightning Source LLC
Chambersburg PA
CBHW070814210326
41520CB00011B/1943